I0407024

Repelentes caseros

La guía máxima: 40 naturales caseros repelentes de insectos para Mosquitos, hormigas, moscas, cucarachas y plagas comunes

La guía máxima: 40 naturales caseros repelentes de insectos

Tabla de contenido

La guía máxima: 40 naturales caseros repelentes de insectos

La guía máxima: 40 naturales caseros repelentes de insectos

Introducción

Horario de verano a menudo presagia el comienzo de la temporada de error. La molestia comienza con incesante zumbido y morder por los mosquitos. También ver los escalofriantes insectos rastreros como las cucarachas y hormigas. Las cucarachas causan contaminación de alimentos, utensilios y superficies en el cual arrastran. Hay picaduras de insectos tales como abejas y avispas que pueden desencadenar una reacción alérgica grave.

Las plagas de insectos son a menudo una parte familiar de la casa y se encuentra debajo de la alfombra, en hendiduras y grietas, en armarios y casi en cualquier lugar en la casa. Los insectos se busca refugio, alimento y calor incluso en la casa. Estas plagas pueden resultar una gran molestia en la

La guía máxima: 40 naturales caseros repelentes de insectos

página de inicio. Pueden causar enfermedades como la intoxicación alimentaria, virus del Nilo Occidental, malaria, erupciones en la piel, entre otras enfermedades.

Para controlar las plagas, la primera intervención tiene que ver con no invitarlos a la casa. La casa debe mantenerse limpia. Mantener los alimentos almacenados en recipientes y fregona lejos cualquier derrame de alimentos.

Sin embargo, incluso con los mejores esfuerzos para mantener la casa limpia, los insectos siempre encontrará una manera en la casa. Las formas convencionales de deshacerse de las plagas de insectos son mediante el uso de insecticidas y repelentes de insectos que son rápidos y eficaces. Los productos químicos contenidos en estos productos pueden ser peligrosos y persistentes en el ambiente inmediato de la casa.

La seguridad es importante. Usted quiere deshacerse de estas plagas y para lograr la meta de la manera más segura posible. Informes del consumidor indican que sólo el 23 por ciento de repelentes de insectos e insecticidas en el mercado son seguro para los niños.

Productos naturales y caseros son la apuesta más segura, en acabar con los insectos invasores. Pueden ser hechos en casa por una fracción del costo de algunos de los productos convencionales. También incluye artículos de cocina común y las hierbas que contienen propiedades repelentes de insectos.

Los productos caseros son igual de eficaces y pueden utilizarse en la casa y al aire libre, camping y senderismo. Encontrará útil especialmente si no eres un fan de los productos químicos tóxicos.

Capítulo uno:

Por qué ir Natural

El uso tradicional de repelentes vegetales puede rastrearse a muchas generaciones atrás. Los repelentes de la planta se han utilizado para proteger a las personas de las picaduras de insectos y host buscando parásitos.

El descubrimiento de nuevos repelentes basados en plantas depende pesadamente de la etnobotánica. Los estudios se han realizado en los años y han actuado como un recurso valioso. Los estudios etnobotánicos han informado el desarrollo de nuevos productos naturales o caseros.

La guía máxima: 40 naturales caseros repelentes de insectos

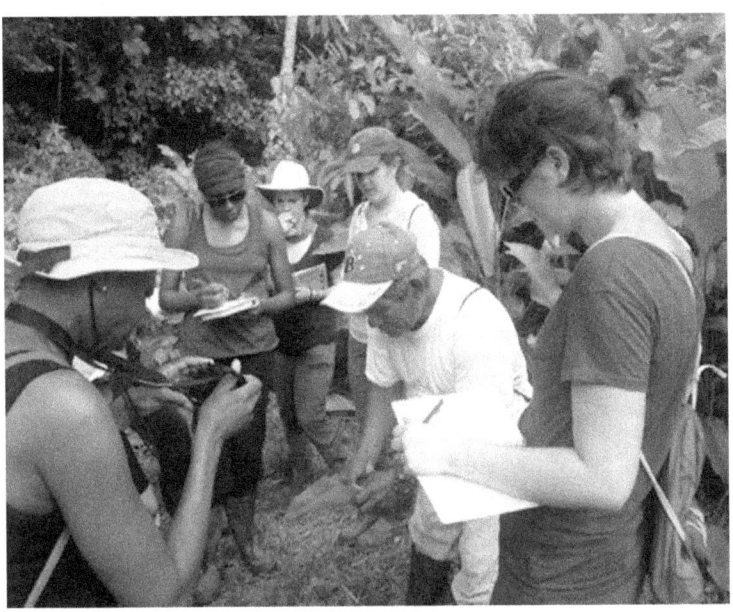

Fig: Estudios etnobotánicos han ayudado a identificar las plantas con propiedades repelentes de insectos. Cortesía de itec-edu.org

Etnobotánica es la búsqueda específica de plantas medicinales a través de entrevistas en profundidad con informantes clave en el folclore y la medicina tradicional. Estos estudios se llevan a cabo a través de encuestas mediante el uso de entrevistas estructuradas, combinadas con la colección de ejemplares vegetales para evaluar el uso de plantas por grupos étnicos indígenas. Preguntas importantes en las encuestas son sobre el uso de la planta, la abundancia y la fuente.

Una segunda manera de probar plantas repelentes es a través de un proceso llamado bio-prospección en el que las plantas son evaluadas sistemáticamente de un modo particular de acción. El proceso es un costoso y mano de obra intensiva. Sin embargo, la proyección masiva de plantas fue como PMD (metano para 3-8, diol) fue descubierto en la década de 1960. PMD es un repulsivo eficaz y disponible comercialmente.

Los aceites esenciales de estas plantas se protegen de la planta come insectos. Los aceites esenciales caen en diferentes categorías tales como las toxinas, reguladores del crecimiento, repelentes y disuasivos de la alimentación.

Avances en tecnología han asegurado que la gente puede ir natural sin ningún cambio en la eficacia. Tecnología ha asegurado que es posible formular productos potentes de ingredientes naturales.

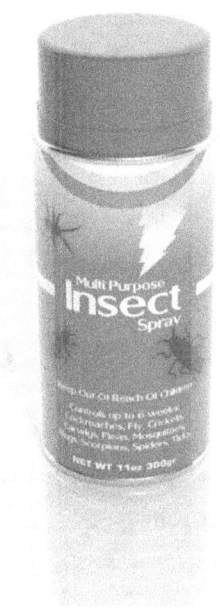

Fig: Insecticida comercial se ha relacionado con efectos adversos para la salud

Comercial repelentes que contengan ingredientes de origen vegetal han ganado creciente popularidad entre los consumidores. Aunque comúnmente son percibidas como seguras, a veces es un error. Los productos naturales pueden superar las convencionales insecticidas sintéticos sin dejar de ser seguros para los seres humanos y el medio ambiente.

En la actualidad, numerosos estudios han seguido las pautas estándar de que plan de evaluación de plaguicidas para las pruebas de repelente. Hay una necesidad de estudios adicionales estandarizados para evaluar compuestos repelentes mejor y desarrollar nuevos productos que ofrecen alta repelencia así como seguridad del buen consumidor.

La salud es una consideración importante en realidad es la consideración más importante cuando va para insecticidas naturales o repelentes de insectos naturales. Seguro no es una consideración a los alimentos y cosméticos, se ha extendido a otros productos utilizados en el hogar.

Ha habido una transición gradual hacia el uso de productos insecticidas naturales u orgánicos en lugar de productos con toxinas dañosas e ingredientes. Los ingredientes naturales utilizados en estos productos son en su forma más pura. Ningunos productos químicos dañosos que podrían causar daños a personas y a su entorno inmediato. El producto natural degrada pronto no dejando rastros ni subproductos que se acumulan dentro de los sistemas biológicos.

Productos naturales no dañan el ecosistema. Pensar en productos químicos sintéticos como el plástico depositado en un vertedero de basura. El plástico nunca desaparecerá. Eso es qué productos químicos se acumulan en el ecosistema sin salir. El uso continuado de los repelentes de insectos sintético e insecticidas simplemente aumenta el problema. La acumulación de químico DEET (N, N-dietil-meta-toluamida) en cuerpos humanos y en el ecosistema se ha asociado con el nerviosismo, dolores de cabeza, convulsiones, náuseas e incluso la muerte. Los estudios han indicado que los seres humanos absorben el 56 por ciento de DEET para repeler para exterminar a plagas de insectos. Productos naturales ofrecen una opción segura que no se bio-acumulan y conducen a las condiciones de salud antes mencionados.

Capítulo dos:

Repelentes de insectos caseros BRICOLAJE 40

El buen tiempo asociado con el verano también viene con un lado desagradable. El lado desagradable se caracteriza por insectos y orugas molestos. Usted puede protegerse de la desagradable vista de los errores, las mordeduras que pica y el riesgo de enfermedades mediante el uso de alternativas naturales. No alcanzar para los dispositivos sintéticos insecticidas y repelentes de insectos.

El repelente de propiedades de materiales de planta ha sido explotado a través de las diferentes civilizaciones del hombre. La forma más básica en que estas plantas se han utilizado cuelga magulladas plantas en casas para aprovechar sus propiedades protectoras. La práctica es todavía común hoy en todo el mundo.

Otra forma de uso es como un fumigante por la quema de plantas a insectos lejos fastidio como moscas y mosquitos. Aplicaciones más recientes de las plantas es en la formulación de aceites aplicados a la piel o la ropa. Repelentes basados en plantas son todavía ampliamente utilizados y son preferibles porque las plantas son percibidas como un medio seguro y confiable de prevenir las picaduras de insectos.

Repelentes naturales de insectos se basan mayormente de ingredientes derivado de la planta. Las plantas han sido la fuente de aceites esenciales. Los aceites esenciales encontrar uso extenso a través de la Junta. Las plantas producen los aceites esenciales para repeler insectos perjudiciales, para atraer a los insectos beneficiosos que polinizan, y para proteger las plantas contra hongos y bacterias dañinas y para ayudar a las plantas resistir condiciones climáticas extremas.

La extracción de los aceites esenciales de plantas ha ayudado a transferir su utilidad en diferentes contextos. Una de las aplicaciones útiles de los aceites es repeler insectos en el hogar e incluso con la aplicación en el cuerpo. Los aceites esenciales se diluyen generalmente con diluyentes seguros como hamamelis, aceite del portador o incluso alcohol.

Exploremos las alternativas para quienes deciden ir la ruta natural/orgánica. Estos son remedios naturales que ayudarán eficazmente a alejar los insectos.

1. **citronela** es uno de los aceites esenciales más utilizados para proteger a las personas de las picaduras de mosquitos. La planta va por el nombre botánico Cymbopogon nardus y por lo tanto pueden ser personas buscando el nombre. El aceite de citronela no debe mezclarse con aditivos químicos.

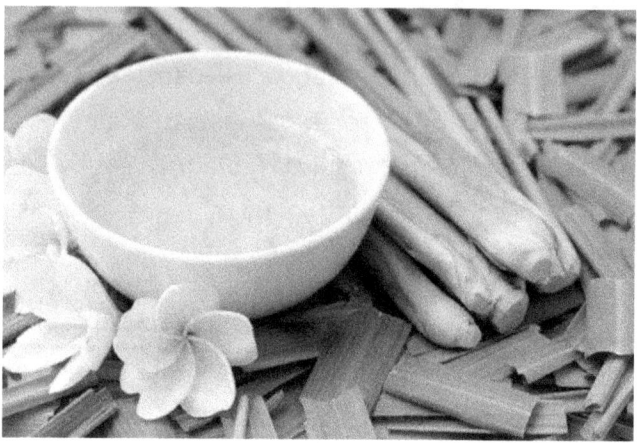

Fig: Planta y citronela aceite de citronela es eficaz como insecticida y repelente de insectos.

Para el aceite de citronella caseras, debe mezclarlo con portador de aceite para asegurarse de que es seguro para aplicación sobre la piel. Otras formas en que se utiliza la citronela son las velas y linternas. Estos repelentes volátiles de las plantas cuando se evaporó en las velas y faroles mantendrá ausentes mosquitos y otros insectos molestos.

2. **albahaca** ha demostrado propiedades buena insecticida especialmente en matar larvas de mosquitos y como repelente de mosquitos. Basilio también se refirieron a *Ocimum basilicum* es conocido como una especia de alimentos y por sus propiedades aromáticas.

La guía máxima: 40 naturales caseros repelentes de insectos

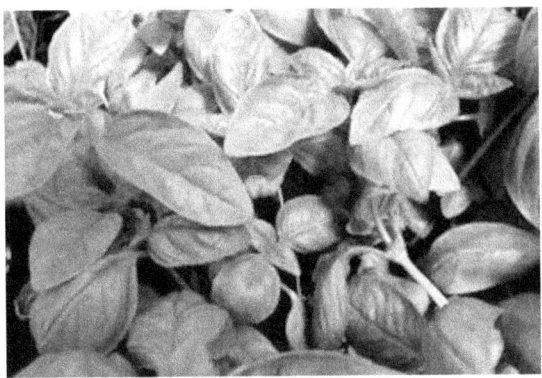

Fig: La albahaca es un insecticida natural contra larvas de mosquitos

Albahaca incluso para el control de reproducción de plagas ciclos especialmente aquellos que se reproducen en aguas estancadas, lagos y estanques y por lo tanto puede ser utilizada para control de plagas.

Aceite de albahaca también puede ser utilizado para el control de los ácaros del polvo y convertirse en salud gran beneficio para personas que sufren alergias.

3. **lavanda (Lavandula angustifolia)** el aceite es otro de los aceites esenciales más seguros que pueden utilizarse como repelente de insectos y la más común. Lavanda puede usarse para como un ungüento de la piel para repeler mosquitos, usados en polvo forma en armarios, armarios y cofres para evitar polillas y otros bichos que en estos lugares y

como un atomizador o simplemente vertido en un platillo para evitar que insectos y hormigas lejos.

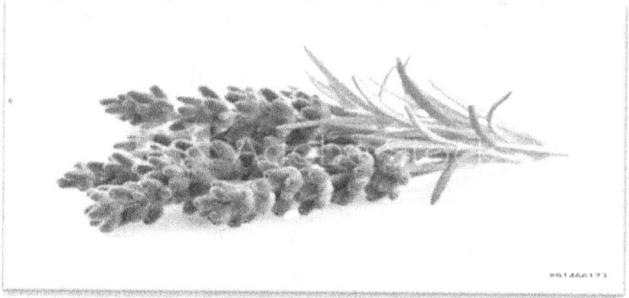

Fig: Aceite de lavanda extraído de flores de lavanda es un repelente de insectos

Aceite de lavanda tiene otros usos importantes como que ayuda a eliminar los síntomas de las alergias. Por lo tanto puede ser aplicado en el sitio de la picadura de insectos y picaduras para reducir los síntomas.

4. **bergamota** tiene uno de los aceites preferidos usar en el hogar para la limpieza verde y un buen ambientador para mejorar estado de ánimo. Bergamota se utiliza mejor como un insecticida o repelente spray y tiene un olor afrutado distinto.

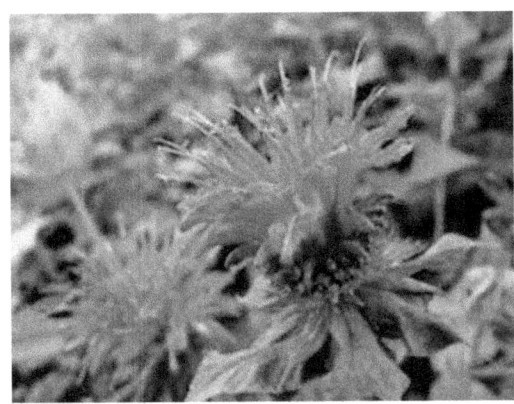

Fig: Bergamota flor tiene un olor afrutado distinto lo que es adecuado para uso como repelente de insecto spray

Se recomienda precaución cuando utilice bergamota es fototóxica. Uso de bergamota al aire libre en el sol será salud mortal. Si se utiliza para que uso tópico prevenir o calmar las picaduras y mordeduras de insectos, asegúrese de que se utiliza por la noche pero nunca en el sol.

5. **tomillo (Thymus vulgaris)** se ha descubierto que un buen repelente de mosquitos y un insecticida más

eficaz   contra   moscas.

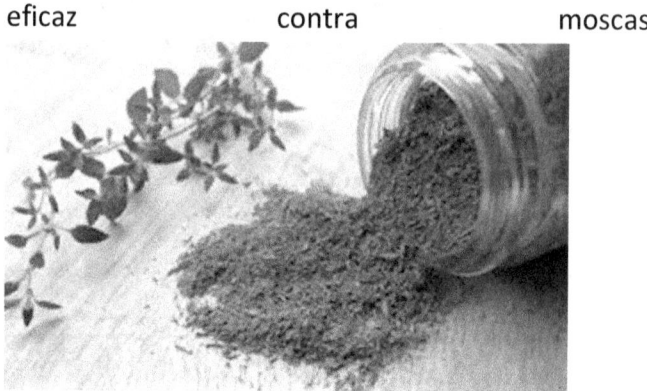

Fig: El tomillo es un insecticida eficaz contra moscas

Moscas domésticas pueden ser una gran molestia especialmente a personas que viven en la granja debido al hecho de que son abundantes y una pestilencia persistente.

6. **pino (silvestre Pinus sylvestris)** es otra de las alternativas naturales al DEET. Es un buen repelente contra los mosquitos y utilizado como un atomizador hará que el olor de la casa con dulzura buena al igual que en el bosque.

    El aceite esencial de pino es fácil de preparar bajo costo de materia prima de aceite de pino en cantidades grandes para aplicaciones comerciales a gran escala, dándole una importante ventaja sobre muchos de los otros repelentes de insectos naturales.

    Encuentra gran utilidad como un spray repelente debido a su aroma dulce, amaderado con un matiz balsámico, que endulza como se evapora.

7. **la menta** es conocida por sus propiedades curativas como la reducción de la tos, náuseas y dolores de cabeza, mejorar la digestión y aliviar problemas asociaron la menstruación y la menopausia. Lo que la gente no sabe es que la menta tiene propiedades de repelentes de insectos.

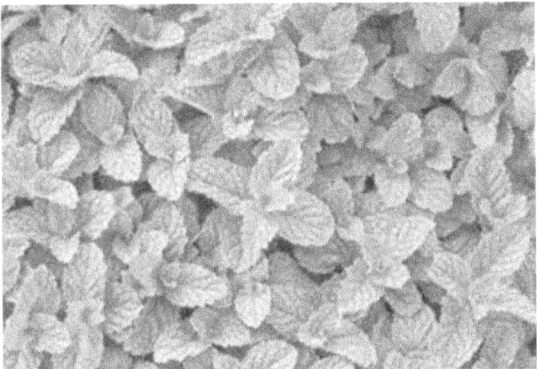

Fig: Plantas de menta tienen propiedades repelentes de insectos

El aroma fresco y menta limpiado en el aerosol de insecto de menta no pueden compararse a los insecticidas sintéticos y químicos que huele desagradables.

8. **el vetiver** es una planta más común en los países asiáticos como Indonesia. Se utiliza como un repelente natural de mosquitos.

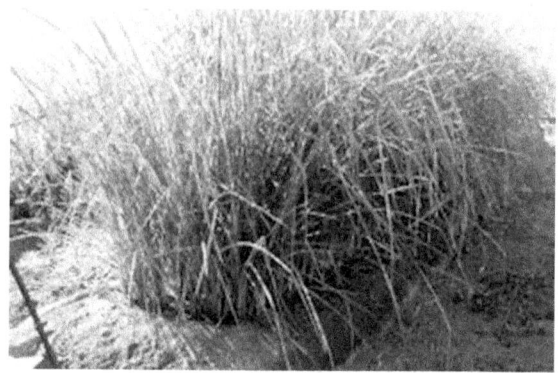

Fig: Vetiver tiene múltiples usos como ser utilizado como un repelente de insectos

Vetiver también se ha utilizado para la fabricación de jabón y las velas que se utilizan como repelentes de mosquitos. El aceite de vetiver es también aromático y creará un ambiente Bali picante en la casa.

9. **eucalipto** es casi un estándar en muchos de lo natural verde productos de limpieza. Además, eucalipto tiene repelente de insectos y propiedades de insecticida y propiedades curativas en el tratamiento de la gripe, estornudos, fiebre del heno y problemas respiratorios.

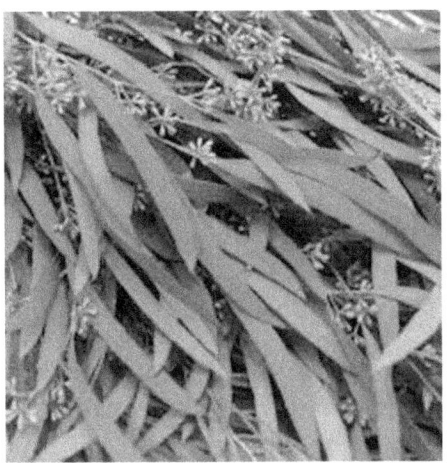

Fig: El eucalipto es más eficaz contra flebótomos

Estudios científicos han indicado que los aceites esenciales de eucalipto son más efectivos contra flebótomos que otros productos naturales.

10. **eucalipto** es un árbol nativo de áreas en Brasil, África y Australia. Los otros nombres del árbol son Corymbia citriodora, el nombre botánico o goma con aroma de limón. El repelente natural se extrae de las hojas de los árboles de eucalipto de limón. El repelente fue descubierto en la década de 1960 durante sesiones masivas de plantas usadas en medicina tradicional China.

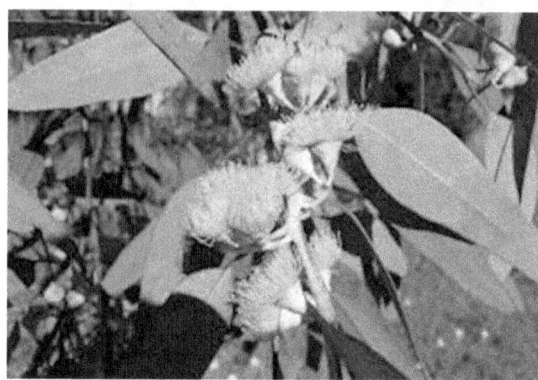

Fig: Aceite de eucalipto limón es un eficaz repelente de mosquito

El aceite de esencial de eucalipto de limón se ha demostrado para contener citronelal el 80 por ciento. Tiene otros usos en la industria cosmética debido a su olor fresco. Sin embargo, se descubrió que el destilado residuos restantes después de la hidro-destilación del aceite esencial fue mucho más eficaz para repeler los mosquitos que el aceite esencial de sí mismo.

El aceite es una alternativa muy buena a la DEET, el comúnmente usado en los insecticidas convencionales, incluso recibir un respaldo de la Organización Mundial de la salud. Sus ingredientes activos tienden a ser altamente volátiles, aunque son eficaces repelentes durante un corto período después de la aplicación. La gente que ama el olor a cítrico encontrar este aceite esencial para ser un buen insecticida.

La guía máxima: 40 naturales caseros repelentes de insectos

Aceite esencial eucalipto del limón no debe ser confundido con p-mentano-3, 8-diol (PMD), la versión sintética de esta esencial de aceite se utiliza como un repelente de insectos.

11. **piretro (crisantemo dálmata)** es un insecticida bien conocido y puede ser utilizado en forma de concentrado o de polvo.

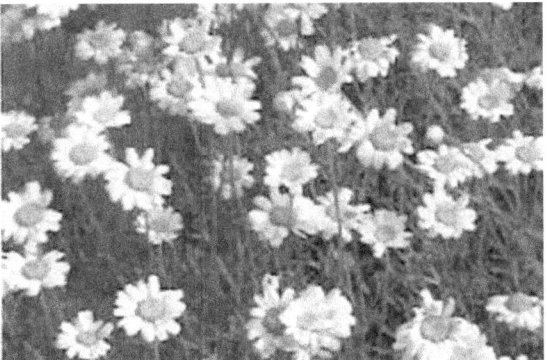

Fig: Un piretro campo del insecticida cultivado comercialmente

El ingrediente activo en el insecticida natural había llamado piretrina ataques del sistema nervioso central del insecto. También puede ser utilizado en pequeñas cantidades como un repelente de insectos.

12. **sándalo aceite** es a menudo un bajo muy alta demanda. Es muy caro y es buscado por su capacidad para tratar el asma, insomnio, bronquitis, tos, estrés, infecciones respiratorias, irritabilidad y tensión nerviosa.

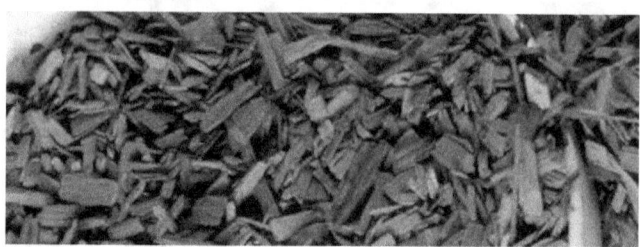

Fig: Sándalo cosechado antes de que se prepara en un insecticida

Más allá de todos estos usos, el aceite de sándalo es un repelente de insectos. Aceite de sándalo tiene propiedades aromáticas desde hace mucho tiempo y ha sido usado como un afrodisiaco eficaz.

13. **madera de cedro** es como sándalo aceite pero es más accesible y menos costosa.

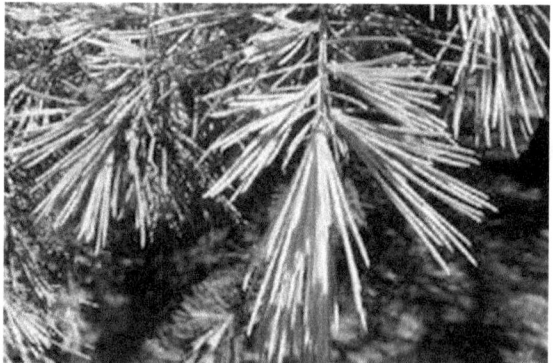

Fig: Madera de cedro hojas proporcionan el aceite esencial con propiedades repelentes de insectos

El aceite es un buen repelente de insecto que altera el funcionamiento de los sistemas olfativos de insectos. Los insectos por lo tanto no son capaces de olfatear a su presa; eso es destacar el olor humano y proceder a morder y chupar sangre.

14. **Australian Tea Tree (Melaleuca alternifolia)** es un árbol de maravilla desde ser una potencia de limpieza verde a propiedades tales como ser antiparasitarios.

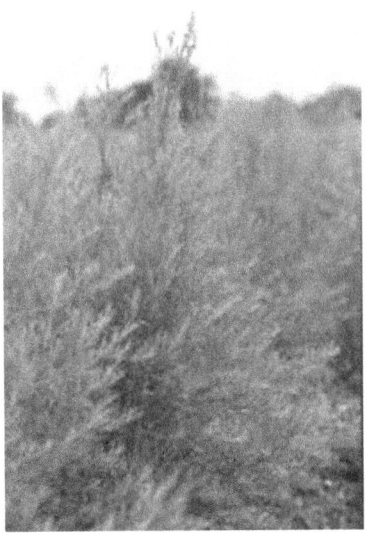

Fig: Árbol del té australiano es eficaz contra una amplia gama de plagas de insectos

El aceite esencial del árbol del té puede actuar como un supresor del crecimiento así como actuar como un insecticida contra las pulgas, sanguijuelas, piojos y garrapatas. Los aceites se pueden utilizar como un spray o aplicación tópica para mantener a los parásitos.

El árbol del té australiano tiene propiedades calmantes y anti alérgicas y puede ser utilizado para tratar la irritación causada por las picaduras de insectos o picaduras.

15. vainillina extracto del extracto de **vainas de semillas de vainilla** mezclado con aceite de oliva se puede utiliza como un repelente de insectos. Comúnmente, la vainillina se pone al uso en perfumes y fragancias para que les dure más tiempo además de darle el olor característico de la vainillado. Vainillina no es altamente volátil como otros aceites esenciales comunes.

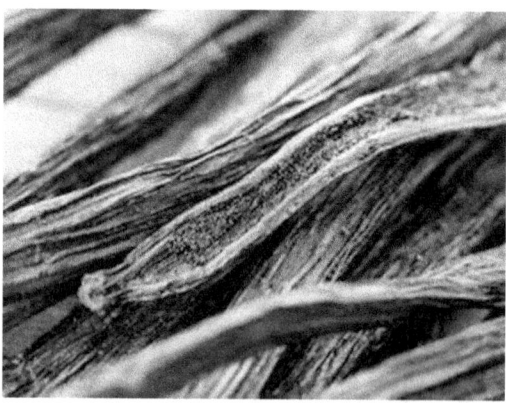

Higo; Vainas de las semillas de vainilla contienen vainillina, el repelente de insecto

Además de vainillina a un aceite esencial basan de repelentes ayuda a reducir la volatilidad y a hacer el repelente natural más largo pasado.

Planifolia de la vainilla es la especie de planta de la vainilla que tiene la mayor concentración de vainillina. Vainilla mexicana es más cara pero hay vainilla calidad de Madagascar denominada Bourbon vainilla disponible a un precio razonable.

16. **aceite hierba gatera (Nepeta parnassica)** se ha demostrado a través de la investigación a ser diez veces más eficaz que el DEET como insecticida. Aceite de hierba gatera es un miembro de la familia de la menta y es eficaz como un repelente de mosquitos. También va por otros nombres tales como catnep, hierba para gato, catrup, catwort, nip o nep y bálsamo del campo.

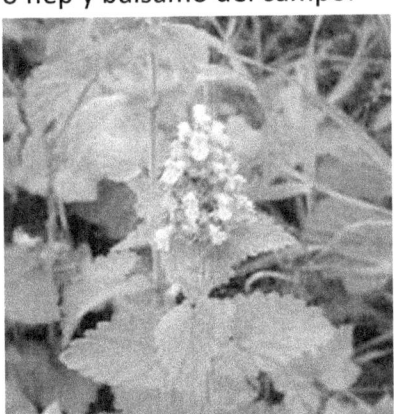

Fig: Hierba gatera es un repelente de insectos

El aceite de menta de gato se extrae de las hojas mediante destilación al vapor. Contiene nepetalactone, repelente contra insectos, en especiales mosquitos, cucarachas y termitas. Investigación que se ha realizado indica que el aceite de la hierba gatera es diez veces más eficaz que el DEET. Se ha encontrado que efectivamente dure de dos a tres horas cuando se aplica a la piel.

17. **neem aceite** se extrae del árbol de Neem de la India y es un insecticida natural. El aceite de Neem puede aplicarse tópicamente para repeler los mosquitos. El aceite esencial no es tóxico a mamíferos y aves. Los aceites son tóxicos para los insectos como ácaros, mosquitos y abejas.

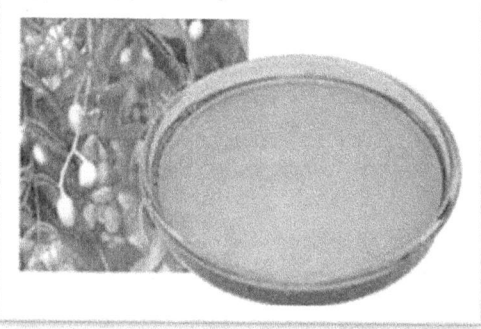

Fig: El aceite de Neem tiene numerosos usos incluyendo ser un repelente de insectos

Neem es ampliamente publicitado como una alternativa natural a la DEET y ha sido probada para repelencia contra variedad de insectos de importancia médica. Debido a la escasez de estudios confiables, el aceite de Neem no se recomienda como un eficaz repelente para uso por los viajeros a áreas endémicas de enfermedad, aunque puede conferir cierta protección contra las molestas picaduras de los mosquitos.

18. **albahaca planta** es la misma dulce aditivo utilizado al cocinar. Albahaca tiene aceites esenciales que tienen propiedades repelentes de insectos. La planta puede utilizarse entero o cortado, secas y machacadas. Albahaca se puede plantar en macetas que se colocan al lado de las puertas o dentro de la casa. Albahaca se puede también cortar y llevar al salir al exterior para picnic y camping.

    La albahaca es eficaz contra los insectos tales como mosquitos, escarabajos del espárrago, hormigas y moscas.

19. **lemongrass** *(Cymbopogon citratus)* es un repelente natural que contiene el aceite esencial, Citronelal. Las propiedades repelentes de insectos son muy similares a los de citronela. De hecho, la hierba de limón se considera más eficaz como un repelente de citronela original.

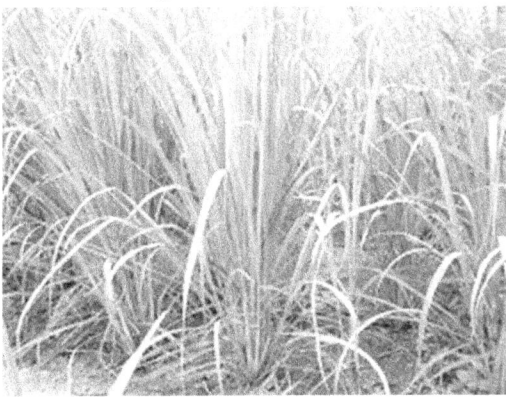

Fig: Tallos de hierba de limón se pueden utilizar como repelentes de insectos

La guía máxima: 40 naturales caseros repelentes de insectos

Lemongrass es bien conocido por su calmante y rejuvenecedoras propiedades que ayudan a la gente a relajar la mente y atenuar su estrés relacionado con las emociones.

Interrumpir un tallo de la mata de Limoncillo y retire las hojas exteriores para encontrar el tallo de cebolla de verdeo-como en la base. Doblar el tallo para apretar y frotar entre las palmas convirtiéndola en una masa pulposa, jugosa. La pulpa se puede aplicar sobre la piel expuesta. También se puede hacer una tintura con alcohol para ser utilizado en botellas de spray.

20. **el vinagre** con el medio ambiente y tiene una realmente increíble gran variedad de aplicaciones. El vinagre se utiliza ampliamente en la cocina y preparación de verduras y para limpiar la casa. Vinagre es un herbicida y también tiene propiedades de insecticida especial contra las hormigas. El vinagre también es miscible con muchos otros aceites esenciales utilizados para mantener los insectos lejos.

21. **el pepino** es un buen insecticida contra las hormigas. Puede dejar cáscaras de pepino en las superficies donde las hormigas frecuentan para mantenerlos lejos.

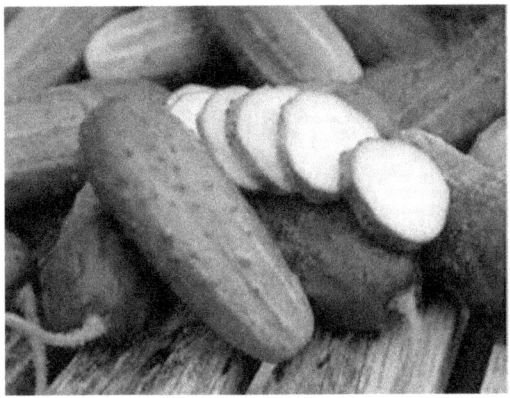

Fig: Pepino es eficaz contra

Para una combinación más intensa, pelar el pepino y aplastarlo y ponerlos donde se ven las hormigas.

22. **hojas de laurel** son eficaces contra las cucarachas. Las hojas de laurel puede ser trituradas y colocadas en las áreas infestadas de cucarachas.

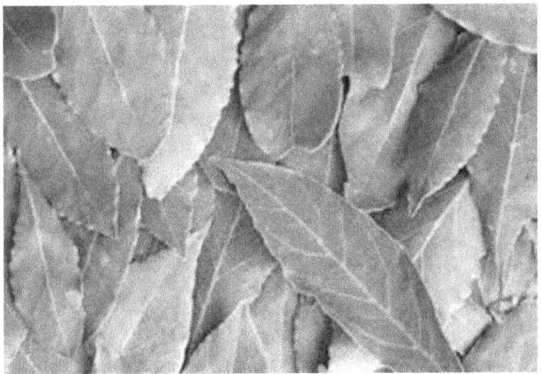

Higuera: hojas de laurel son un repelente de cucarachas

Las cucarachas no les gusta el olor de las hojas y mantienen lejos de ellos. Hojas de laurel no son una compra de insecticida repelente que empujará a las cucarachas de la casa.

Un truco útil para aprovechar el insecto repelente propiedades de hojas de laurel es con cinta adhesiva las hojas dentro de alacenas y armarios para mantener lejos gorgojos de la harina y la harina de maíz y de otros productos de armario y también para disuadir hormigas y Pescadito de plata.

23. **el ajo** es otro insecticida natural eficaz y repelente de insectos. El ajo es eficaz contra una amplia gama de plagas de escarabajos de la patata a los mosquitos.

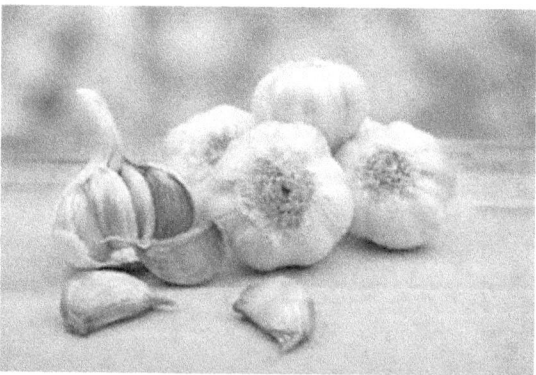

Fig: Mezclado con agua el ajo es un repelente de insectos

El ajo es aplastado y mezclado con agua para aplicar en las áreas donde los insectos viven o acceder a la casa.

Alternativamente, las tiras de tela de algodón sumergido en la preparación de ajo pueden ser colgadas en las áreas para actuar como un repelente. El ajo es seguro para ser utilizado en el hogar. Aplicación frecuente es necesaria ya que con el tiempo (5 a 6 horas), las preparaciones que tienen un olor menos perceptible.

24. **tierra de diatomeas** es un polvo como talco que hecha de restos fosilizados de fitoplancton marino. Es casi similar a sílice puro.

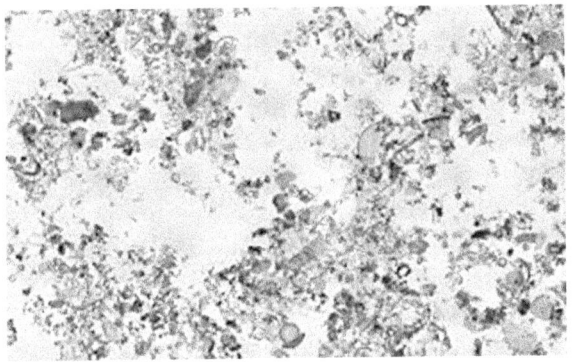

Fig: Una vista de tierra de diatomeas al microscopio

La tierra de diatomeas mata cualquier insecto que tiene un exoesqueleto. Sin embargo es inofensivo a los mamíferos que pueden consumir sin efectos adversos.

Tierra de diatomeas es barata y eficaz en la mata a muchas de las plagas de insectos. Puede utilizar un globo de lámpara para volar la tierra en las grietas donde se esconden los insectos.

25. **canela** no es sólo un uso topper alimentos en harina de avena y puré de manzana. Estudios realizados en Taiwán indican que aceite de canela puede matar huevos y larvas de mosquitos, así como encuentran uso como repelente de mosquitos.

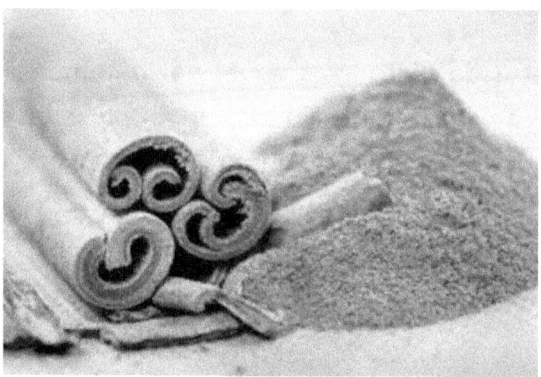

Fig: Canela es repelente e insecticida

Aceite de hoja de canela es más eficaz que DEET, según estudios de investigación. Cinamaldehído es el componente principal de aceite de hoja de canela y se utiliza en todo el mundo como un agente aditivo y condimentación de alimentos. El aceite del árbol Cinnamomum cassia es la fuente más común de cinamaldehído de la corteza. Es un insecticida seguro y eficaz. Los científicos advirtieron que las altas concentraciones de aceite de canela aplicados a la piel causa irritación.

26. **Cadaga árbol** *(Eucalyptus torelliana)* es un buen repelente de mosquito que puede ser plantado en zonas donde existe infestación del mosquito

rampante. El árbol por lo tanto actúa como una barrera natural a los mosquitos.

27. **pimienta** de Cayena se puede utilizar para hacer un spray de pimienta orgánica, un insecticida natural con un alto factor de seguridad. El uso de la pimienta de Cayena debe acompañarse de manejo integrado de plagas.

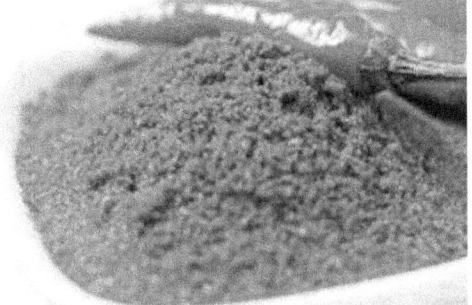

Fig: pimienta de Cayena contiene capsaicina destruye las membranas insectos

La capsaicina, el compuesto bioquímico activo, es un insecticida usado para repeler y matar insectos. La capsaicina es el compuesto que da a los pimientos un gusto caliente de los seres humanos. La capsaicina mata insectos destruyendo las membranas y causando la interrupción metabólica.

28. **aceite de soja** se ha descubierto que tienen propiedades de repelente de mosquitos. Un estudio de la Universidad de Florida ha demostrado que productos a base de soja proporcionan más duradera mosquito repelente actividad de

productos a base de citronela. Aceite de soja puede hacerse más potente por la mezcla con otros aceites esenciales como el aceite de lemongrass.

29. **aceite de coco** puede servir como un natural de mosquitos repelente.

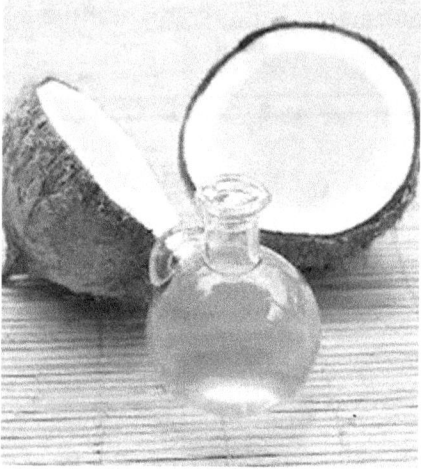

Fig: el aceite de coco

El aceite de coco puede hacerse más efectivo mediante la adición de aceites esenciales que son repelentes naturales de insectos. Aceite de coco se puede mezclar con limoncillo, citronela y menta de gato para un mejor rendimiento como un repelente de insectos.

30. **Romero** es conocido como una especia que se utiliza para condimentar pescados y cordero. Lo que la gente no sabe es que el Romero es un repelente de insectos natural. Hojas de Romero pueden ser molido en polvo fino que puede utilizado para deshacerse de las pulgas en animales domésticos y

en la casa. La planta sí mismo es un repelente de mosquitos y puede ser plantada en el jardín para proporcionar ramitas para repeler los mosquitos.

31. **clavo flores** se cosechan de la planta de clavo de olor *(Syzygium aromaticum).*

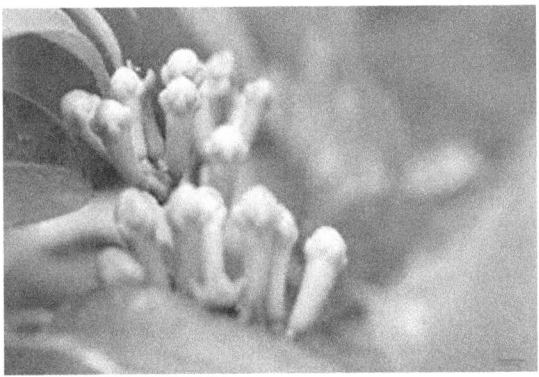

Fig: Clavo flores tienen propiedades repelentes insectos

Estas son generalmente secos capullos que se utilizan como especia con un olor acre característico y la forma en forma de clavo. El clavo tiene propiedades medicinales, se utiliza como una especia y tiene propiedades repelentes de insectos. Los clavos son particularmente eficaces contra moscas y mosquitos.

32. **las caléndulas** son quizás las plantas más conocidas que pueden utilizarse para repeler insectos. Las caléndulas son una brillante y resistente planta anual que contenga piretrina,

insecticida natural y repelente de insectos.

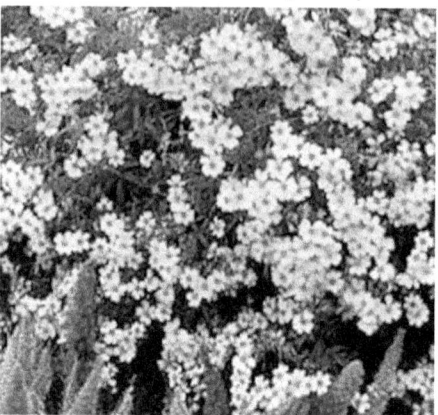

Fig: Las maravillas de México son repelentes de insectos bien conocidos

Las maravillas de las mexicanas son los más potentes a los insectos. Otra especie de caléndula que es eficaz contra los insectos es las caléndulas francesas. Estas maravillas pueden ser plantadas en el jardín para formar una barrera natural de insectos alrededor de la casa. También servirán un propósito estético, ya que tienen flores de colores

33. **el geranio** también conocido como geranio de rose es una bella planta de flores con hojas puntiagudas que actúa como un repelente de insectos. Geraniol es el ingrediente activo que puede ser extraído de aceite de geranio y

proporciona un natural repelente de insecto.

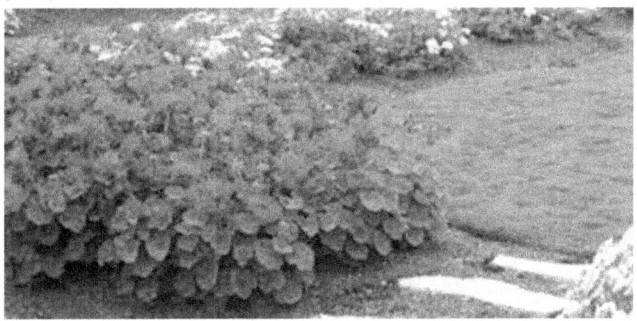

Fig: Geranio puede ser plantado como una barrera para insectos

El diario de agricultura y química de los alimentos informa que geranio es una garrapata muy potente repelente. Geranio es potente contra otros insectos tales como mosquitos, pulgas, mosquitos, cucarachas y moscas. Se debe aplicar en pequeños puntos alrededor de la casa ya que el olor puede ser abrumador.

La planta se puede sembrar en la casa, en el porche e incluso en el jardín para aprovechar su belleza como su insecto repelente propiedades.

34. **pachuli** es otra fuente de aceite esencial potente contra un amplio espectro de insectos tales como garrapatas, polillas, pulgas, lepismas, chinches y mosquitos. Pachulí se ha utilizado durante siglos como un natural repelente de insecto con un alto nivel de eficacia.

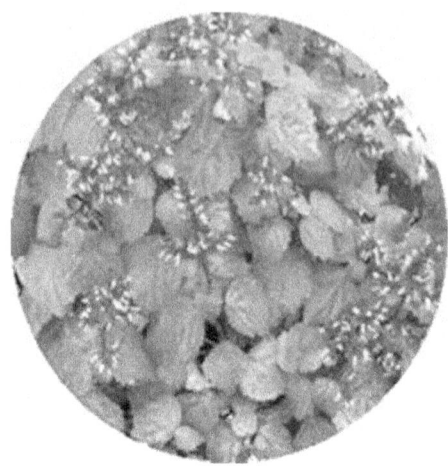

Fig: Pachuli puede ser quemado como incienso o usada como vaporizador para repeler insectos

Es un repelente de mosquito de duración más en comparación con otros repelentes naturales por lo tanto no requiere la reaplicación frecuente. Quemar incienso de pachuli y el uso de aceite de pachulí en un vaporizador son otras maneras de usarlo para repeler insectos.

35. **Clovite**, un suplemento de vitaminas que se utilizan para los caballos, es un conocido insecticida natural eficaz contra las cucarachas.

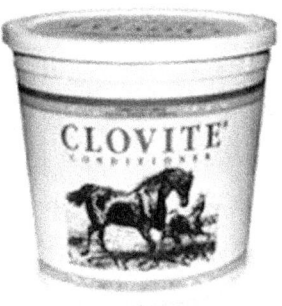

Fig: Clovite, el suplemento de vitamina de caballo, es amado por las cucarachas

El suplemento de clovite es colocado en una tapa de frasco y poner en un lugar donde las cucarachas se han observado. Las cucarachas les encanta comer clovite y se sentirán atraídas a la tapa de la jarra. Es importante mantener clovite fuera del alcance de los niños y otras mascotas.

36. **El bórax** es un producto de baja toxicidad que es eficaz contra las cucarachas. Bórax puede ser colocado en la tapa del tarro y colocado en las áreas de infestación de cucarachas. Bórax se puede espolvorear en la parte posterior de armarios para deshacerse de las plagas de insectos.

    El bórax es un insecticida que funciona por erosionar la capa cerosa de la piel de un insecto, que hace que se deshidratan y mueren, y dañando el sistema digestivo y dañar el esqueleto externo. Por lo general, polvo de bórax se utiliza junto con cebos como la mezcla con azúcar, miel, jalea, mantequilla de maní u otro material sabroso para atraer a las plagas de insectos. Las avispas son atraídas carnes atado de ácido bórico y morirán dentro de unos días de consumirlo.

37. **poleo** es una adorable flor que es un impedimento natural para los mosquitos. Aceite esencial de poleo es un eficaz repelente que se librará de garrapatas, mosquitos picando y picando las plagas. Las hojas secas de poleo pueden colocarse en la mascota jaula de casa o ropa de cama para deshacerse de las pulgas.

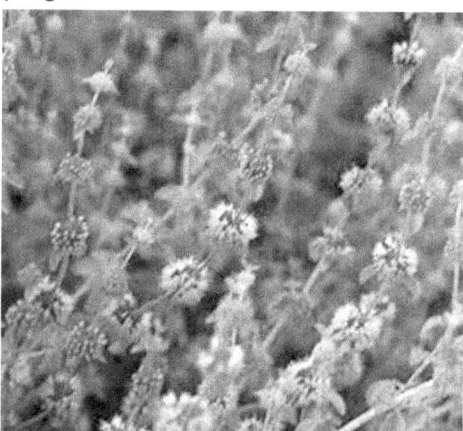

Fig: La poleo flor

Son una buena adición a su jardinera debido a su plumaje atractivo y para hacer una buena planta de cubierta. La planta actúa como una barrera natural a la casa además de ser utilizado como un repelente.

38. **helecho dulce** *(Comptonia peregrino)* tiene numerosos usos. Uno de los más importantes es la de ser un repelente de insectos natural. El helecho dulce es mejor usar a la intemperie para combatir las plagas de insectos como los mosquitos.

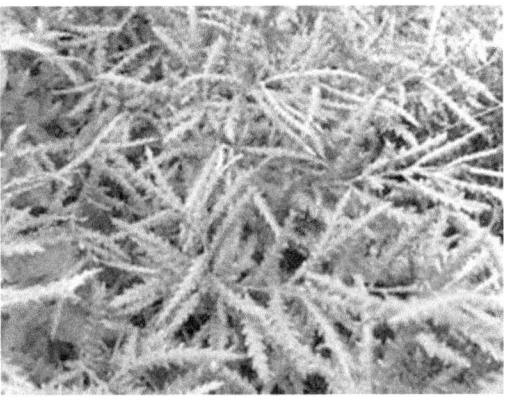

Fig: helecho dulce es un repelente de insectos que pueden ser al aire libre

El helecho dulce se quema para evitar morder insectos lejos de un sitio de picnic, un campamento y hasta el fuego de campamento. El aceite esencial puede ser exprimido hacia fuera y usado como un rocío en la casa para deshacerse de los mosquitos.

39. **bálsamo de abeja** *(Monarda o Horsemint)* es una hermosa planta con flores que efectivamente se utiliza como un repelente de mosquitos. Los aceites esenciales puede ser exprimidos hacia fuera por que se cuelgan las hojas del bálsamo de abeja. Estos aceites desprenden un fuerte olor de incienso-como que confunde a los mosquitos enmascarando el olor

corporal. Un floreciente jardín de bálsamo de abeja actúa como una barrera para repeler los mosquitos entren en la casa.

40. **harina de maíz** a menudo se utiliza como alimento para el consumo humano. Harina de maíz es eficaz contra hormigas y termitas.

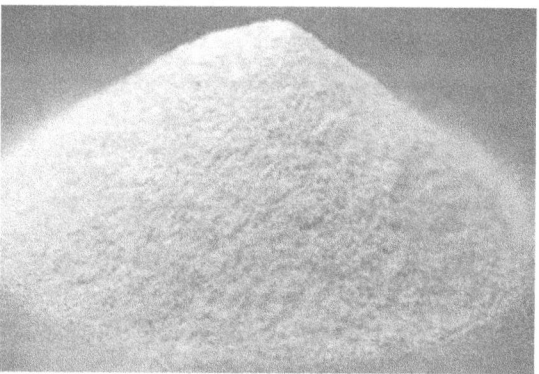

Fig: Harina de maíz tiene un seguro y eficaz insecticida contra las hormigas

Vierta pequeñas cantidades de harina de maíz donde se pueden ver las hormigas. Las hormigas se comen e incluso almacenar lejos. Sin embargo, las hormigas son incapaces de digerir la harina de maíz y morirán como resultado. La harina de maíz es natural y seguro incluso en casas donde hay niños y mascotas.

Repelente de insectos natural bono

Como un bono, bicarbonato de sodio mezclado en igual medida con es un asesino de cucarachas bueno y natural.

La mezcla puede ser distribuida en áreas donde las cucarachas se ven para deshacerse de las cucarachas.

Capítulo tres:

Soluciones preventivas para tu piel

Un buen número de personas sufre de piel sensible que puede presentar problemas una vez que entra en contacto con los naturales repelentes de insectos. Piel sensible a menudo conseguir irritada, convertido en escamosa y rojo incluso con el más mínimo contacto con los aceites esenciales además de ser sensibles a otros artículos, como cosméticos. Nada es más enloquecedor que un picor persistente.

Los repelentes de insectos caseros naturales pueden desencadenar una reacción alérgica al contacto con la piel. Personas con piel hipersensible están en mayor riesgo de reacciones alérgicas cuando su piel entra en contacto con los aceites esenciales u otros productos mezclados con los aceites esenciales para hacer un repelente de insectos. Otros factores también pueden desempeñar un papel en desencadenar y exacerbar la reacción alérgica como la exposición al sol y alcohol utilizado como diluyente o portador en la casera repelente de insecto.

Aconsejan la gente con piel sensible para tratar de averiguar qué productos podrían plantear problemas a su piel. En primer lugar, echemos un vistazo a los síntomas comunes de la piel sensible:

- Parches escamosos y ásperos en la piel
- Piel tensa y que pica
- Pequeñas ronchas rojas en la piel o urticaria.
- Hinchazón
- Erupción de calor
- Ardor y escozor
- Flushing que puede ir acompañado de granos rojo
- Enrojecimiento alrededor de los ojos

Tener una mejor comprensión de las causas de la piel sensible y los factores que pueden empeorarlo ayudarán a reducir el impacto y reducir las apariciones de alergias de la piel.

Sustancias que causan alergias de la piel son fáciles de identificar mediante el uso de una prueba cutánea. Es importante encontrar la causa exacta que está haciendo el cuerpo para reaccionar en una forma debilitante. La prueba de la piel ayudará a identificar los alergenos que reacciones alérgicas.

La prueba cutánea puede llevarse en cualquiera de dos maneras:

A. R. la pruebas epidérmica de la piel

La capa más externa de la piel se llama la epidermis. Es la capa de piel que todos vemos y que nos protege de factores externos. También es la capa que entra en contacto directo con los caseros repelente de insecto.

La prueba cutánea epidérmica se conoce simplemente como la prueba de remiendo. La prueba se realiza tomando un parche en el alergeno sospechoso (aceite esencial) y fijación a la piel o simplemente colocando el alergeno sospechoso sobre la piel y mantiene en su lugar. El parche se queda en su lugar durante un período adecuado de tiempo antes de ser quitado para la observación de los síntomas de una reacción alérgica en la piel.

B.   R. los exámenes de piel percutánea

La prueba cutánea percutánea es el segundo tipo de prueba cutánea pero involucrará a las capas más profundas de la piel. Tienes que conseguir debajo de la epidermis.

La prueba requiere que el alergeno (aceite esencial) se introduce directamente en la piel por pinchazo o al rascarse. Se permite un pequeño momento antes de verificar para cualquier reacción. El pinchazo no debe ser profundo para evitar sangrado, sólo debería bastar para raspar de la epidermis y exponer la capa subyacente de la piel.

Resultados

Los resultados de estas pruebas cutáneas son casi inmediatos y por lo tanto, un individuo llega a saber si el repelente de insectos casero disparará una alergia. La otra ventaja es que la prueba puede ser probada con cantidades minuciosas de la repelente para verificar una reacción alérgica mientras que en el país. El procedimiento es totalmente libre de dolor excepto por algunas molestias para las personas con piel hipersensible.

En conclusión, es importante tomar nota de los siguientes consejos para proteger la piel

A. nunca uso concentrados aceites esenciales puros y en la piel; siempre utilice una dilución. Como regla general para los usos de la piel, utilice no más de un 5% de concentración de aceite esencial.

B. probar el repelente en un área pequeña de la piel durante 24 horas ver si causa cualquier tipo de irritación a causa de alergias en la piel o sensibilidad a los aceites.

C. no use en niños menores de 3 años o un niño que puede frotar los ojos o lamer la piel que ha sido tratada. Use repelente natural de mosquitos con moderación en niños pequeños. Consulte con su médico antes de usar.

D. use sus manos para aplicar el repelente en la cara, mantenerse lejos de los ojos, nariz y boca. Evitar entrar en cualquier llagas abiertas, heridas o cortes. Lávese las manos con agua y jabón después de aplicar.

E. hacer un parche de prueba en la ropa para ver si mancha. Si el aceite de soja, tendrá una probabilidad reducida de tinción. Se podría hacer siempre una mezcla para poner en la ropa (no de soja o aceite de coco) y una botella separada para aplicar a la piel (con soja o aceite de coco).

F. Evite que el repelente de cuero, vinilo y otras telas similares; el aceite esencial puede manchar permanentemente los.

Capítulo cuatro:

Planes de prevención para evitar las plagas en su hogar y jardín

Los problemas de plagas en la casa habrá comenzado desde el exterior donde las plagas se reproducen o han creado un hogar. Los parásitos generalmente invadirá la casa en busca de alimento, agua y refugio.

Hay una serie de medidas que pueden tomarse para detener los problemas de plagas de principio incluso. Las siguientes son acciones que pueden tomarse para evitar que las plagas entren en la casa.

• Limpie regularmente las superficies y mostradores en el hogar para mantener a las plagas. Barrer limpiar los pisos de la casa, mantener los platos limpio, claro y limpiar los contadores de cocina y el baño en seco. Material de desechos de alimentos es un gran atrayente para los insectos como moscas, cucarachas y hormigas.

- Sellar completamente las grietas y las grietas en las zonas donde utilidades entran en la casa y las molduras que rodean puertas exteriores y ventanas. Punto de grietas tan pequeñas como un centímetro de ancho puede ser una entrada para los insectos.

- Si utiliza leña para la calefacción, apilar la madera de la tierra en una zona alejada de la casa. No guarda leña junto a las paredes exteriores de la casa o debajo de la casa. Las plagas de insectos tienden a esconderse en el bosque para buscar refugio así como material de alimentación.

- Mantenga alacenas y otras áreas de almacenamiento libres de derrames y limpia siempre para mantener los insectos lejos.

- Secar trapeadores y trapos para evitar atraer plagas debido a la humedad contenida en ellos.

- Tiene luces situadas directamente por encima de las puertas de entrada a la casa. Las luces deben colocarse en zonas alejadas de la puerta para que insectos no suelen volar cuando las puertas están abiertas.

- Seco y sello habían identificado grietas y hendiduras en la Fundación donde los insectos se encuentran y pueden entrar en la casa.

La guía máxima: 40 naturales caseros repelentes de insectos

- Realizar controles periódicos de las plantas de sótano y expuestas las superficies de madera en el sótano por la humedad que pueda atraer plagas.
- Guardar alimentos como pan, cereales y galletas en recipientes cerrados para evitar las plagas de insectos en la comida del.
- Reparación de fugas se hunde y tubos alrededor de la casa para eliminar la humedad en y alrededor de la casa.
- Drenar cualquier agua estancada en el jardín o en el hogar. Agua actúa como una sangría para las plagas como los mosquitos. Para la piscina, una fuente es preferida para mantener el agua circulando para evitar crear una sangría spot.
- Vacío Limpie periódicamente los muebles de la casa y las alfombras si tienes animales domésticos (perros y gatos) que pueden recoger parásitos tales como pulgas cuando al aire libre y llevarlos a la casa.
- Tazones de fuente del animal doméstico de quitar y limpiar después de que han sido alimentados con sus mascotas para evitar las plagas de sentirse atraído por los restos de comida o agua.
- No espere hasta el día siguiente a descartar alimentos disfrutaste hoy.
- Mantenga la basura en un contenedor sellado (debe tener una tapa) que se coloca en un área que es fácil de limpiar. Eliminación de residuos es un aspecto muy importante de prevención de insectos.

La guía máxima: 40 naturales caseros repelentes de insectos

- Plantar sus hortalizas y otras plantas de jardín en un área separado de la casa ya que puede actuar como tierra sangrante para las plagas de insectos. Por otra parte, planta plantas repelentes de insectos cerca de la casa para servir un propósito doble de la estética y como una barrera para insectos.
- Clara malezas y arbustos en el jardín y especialmente aquellos que están cerca de la casa.
- Instale una cubierta de la pantalla de malla fina en drenajes al descubierto para mantener los insectos lejos.
- Verifique regularmente el material para techos y paredes para detectar cualquier signo de caries o cualquier cosa que podría convertirse en un potencial para las plagas
- Evitar el abono entre en contacto directo con la Fundación de la casa.
- Pueden tener insectos como mariquitas y mantis de jugar introduce en su jardín que parasitan a otros insectos que son una molestia.
- Evite guardar el material por debajo de un piso falso para evitar plagas de sangrado hay.
- Uso de trampa en el jardín para coger la plaga antes de entrar en la casa.
- Interplant rotarlos cultivos y en el jardín para asegurar que se eliminan las plagas de insectos que son específicas de un cultivo.

- Por último, planta repelente de insectos plantas como hierba gatera, caléndulas y citronella alrededor de la casa para evitar las plagas en la casa.

Capítulo cinco:

Consejos y estrategias para mantener su casa libre de plagas

Las plagas de insectos representan un gran peligro para la salud de su familia y a su propiedad. Otras plagas son simplemente una molestia. Los insectos llevan enfermedad llevar bacterias, protozoos y virus, que pueden resultar mortal para los ancianos y los niños pequeños.

La eliminación de la amenaza de plagas debe tratar de llegar a las causas más bien tratar los síntomas de la infestación. Son las estrategias que usted puede tomar para proteger a la familia, así como la propiedad.

La casa tiene que estar limpia y seca

La casa tiene que hacerse inhóspito a las plagas de insectos. Puede conseguirse mediante la eliminación de alimentos consentida, agua estancada y mejorar los niveles de higiene. Mantener basura en recipiente con tapas y éstos se debe vaciar con regularidad.

Mantener su hogar

Cómo mantener su casa en buenas condiciones es importante para un ambiente seguro y saludable para su familia. También hace su casa más acogedora para usted y su familia y menos acogedor para las plagas!

Sellar todas las entradas posibles

Grietas, hendiduras y áreas dañadas permitirá las plagas de insectos a encontrar su camino en la casa. Realmente muchos de los insectos se olfatean estos puntos de entrada. Allí son fáciles de identificar como las áreas a través de que los rayos de luz a través. Busque huecos donde utilidades entran en la casa, verifique por falta de azulejos y las brechas entre la Fundación y la casa. Trabajos de mantenimiento regular alrededor de la casa, ayuda a alejar los insectos.

Utilizar las estrategias químicas gratis

Incluso con los esfuerzos, algunas plagas de insectos pueden entrar todavía en la casa. Éstos que pueden tratar mediante el uso de trampas como las trampas de feromona, mosqueros, trampas de luz y trampas de tarro.

Instalar pantallas en las aberturas y rejillas de ventilación de chimenea

Las aberturas alrededor de la casa que no puede ser llenado deben cubrirse con pantallas de especialista o de ventilación para asegurarse de que las plagas de insectos no entran en la página de inicio. Estas pantallas debe instalarse correctamente y deben se reparará o reemplazará periódicamente ya que las plagas de insectos pueden acceder a través de descuidado chimenea de ventilación y aberturas.

La guía máxima: 40 naturales caseros repelentes de insectos

Desorden de la casa

Eliminar el desorden alrededor de la casa y aun el desorden fuera de la casa. Los elementos que forman el desorden como cajas de cartón, madera, bolsas de plástico y periódicos se proporcionan escondites de las plagas de insectos. Estos artículos deben totalmente eliminados de la casa o almacenados lejos de la casa para evitar el sangrado y la proliferación de insectos en los alrededores de la casa.

Cambiar las luces

Diferentes tipos de insectos son atraídos naturalmente a la luz. Las termitas y las polillas son insectos más comunes encontrados mobbing alrededor de un foco de luz. Deben reemplazarse las luces en el exterior que bien especialmente fuera de las entradas, en el porche. El techo de la zona de porche debe pintarse de azul del mismo color que el cielo para engañar a las plagas y evitar la construcción de nidos.

Disponer correctamente de los residuos

Alimentos y las sobras de comida en la casa deben eliminarse en la forma correcta. Para prevenir plagas, limpie todos los alimentos derramados y restos de contadores y el suelo. Estos residuos de los alimentos deben guardarse en un recipiente que tenga tapa. El recipiente debe colocado en un lugar lejos de las entradas de la casa para mantener los insectos lejos. Camada debe eliminarse del hogar tan eso él atraen a las plagas de insectos.

Mantener su casa seca

La guía máxima: 40 naturales caseros repelentes de insectos

Agua y humedad atraen a los insectos a la casa. Un buen ejemplo de cómo mantener la voluntad seca casa ayudar a deshacerse de los insectos es la cucaracha. Las cucarachas sólo sobrevivirá durante una semana sin agua que pueden sobrevivir un mes sin comida.

Agua debe vaciarse de un fregadero o baño para mantener esas áreas secas. Fregona a cualquier paletas de agua en el hogar y fregonas secado completamente antes de ser almacenado.

Canales deben ser instalados y reparados al agua directo de la parte exterior de la casa. Tenga cuidado de fugas de tuberías y aparatos para mantener la casa seca.

Inspeccionar las cosas que traes tu casa

Artículos que traen desde el exterior de que la página de inicio debe ser revisada a fondo para que las plagas de insectos para que no traiga a la casa. La lista de artículos que deben ser inspeccionadas incluye comestibles y hasta mascotas. Debe limpiarse a fondo para asegurar que todas las plagas son libradas de.

Conclusión

Los repelentes naturales que todos tienen ciertas limitaciones que debemos saber para mejorar sus propiedades de protección contra animales insectos domésticos comunes. Hemos enumerado los principales factores para poner en consideración al usar los repelentes de insectos naturales y insectcides.

i. cantidad: en el fin de repelentes naturales ser eficaz, necesita tener en grandes cantidades.

II. conveniencia y tiempo: también hay que controlar constantemente en repelentes naturales para asegurarse de que son todavía eficaces. Mayoría de los aceites esenciales sólo proporcionan protección para un período limitado de tiempo.

III. eficacia: algunas sustancias naturales como repelentes de insectos pero no tienen capacidad de insecticida. Aprender a diferenciar los aceites esenciales según sus propiedades. Repelentes no matan a los insectos. Estos repelentes de reducen su exposición a insectos dañinos enmascarando su olor corporal.

Una gran mayoría de los repelentes naturales contienen agua en vez de alcohol como la base de la compañía. Es una gran ventaja ya que el agua es menos volátil y no se evapora tan rápido como el alcohol. El agua tiene una mínima absorción dérmica que significa que deja más repelente en la piel. Productos a base de agua durará más tiempo porque hay menos necesidad de volver a aplicar.

Finalmente, los repelentes naturales de insectos e insecticidas son seguros para el uso. Ellos ayudan a controlar y prevenir brotes de enfermedades transmitidas por insectos. Muchos insectos ser portadora y contagiar enfermedades como la fiebre del Nilo Occidental, enfermedad de Lyme y peste bubónica.

www.ingramcontent.com/pod-product-compliance
Lightning Source LLC
Chambersburg PA
CBHW060227290526
45789CB00003B/1440